85

Td 280.

QUELQUES INDICATIONS UTILES

SUR

LA RAGE, SES SYMPTOMES

ET

SES PHÉNOMÈNES.

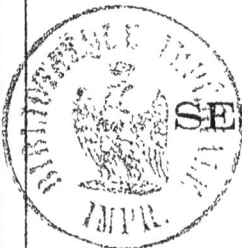

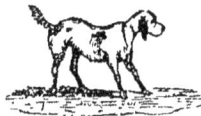

MONTAUBAN,

IMPRIMERIE FORESTIÉ NEVEU, RUE DU VIEUX-PALAIS.

—

1861.

QUELQUES INDICATIONS UTILES

LA RAGE, SES SYMPTOMES

ET

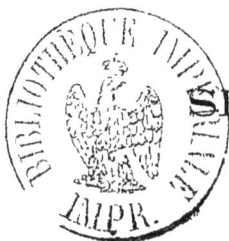

SES PHÉNOMÈNES.

———————✦———————

La pensée seule des accidents que peut causer un animal enragé inspire un effroi involontaire , et nul ne peut lire sans émotion la nouvelle que contiennent quelquefois les feuilles périodiques, et qui, au fond, est toujours invariable, sous des formes plus ou moins dramatiques de rédaction : « Un chien enragé a été vu parcourant tel faubourg ou telle contrée. » Chacun frémit alors à l'idée des affreux ravages que sa dent peut causer ; c'est qu'on n'ignore pas, en général , que la morsure d'un de ces animaux peut communiquer à l'homme une affreuse maladie , dont l'issue est toujours falale, si un moyen prompt et énergique ne vient entraver l'absorption du *virus* qui l'engendre.

Dans l'intérêt de la santé publique, le gouvernement poursuit, depuis 10 ans, une enquête sur la rage ; et tout récemment encore, dans une circulaire adressée à MM. les Préfets, S. Exc. M. le Ministre de l'agriculture, du commerce et des travaux publics signalait l'intérêt toujours croissant qui s'attache à cette enquête, et insistait sur la nécessité de recueillir avec exactitude les renseignements qui seraient de nature à jeter quelque lumière sur cette terrible affection.

1861

La rage a été généralement reconnue comme incurable, et tous les prétendus spécifiques médicamenteux tant vantés par certaines gens, ont été déclarés inefficaces. La science ne connaît pas encore l'agent capable d'entraver la marche du *virus rabique*, après sa complète inoculation et sa transmission dans la circulation générale. Ce n'est donc pas de ce côté que doivent principalement se porter les efforts des hommes jaloux d'éclairer une branche si importante de l'hygiène publique. Au lieu de chercher un remède si introuvable contre la maladie déclarée, ne vaudrait-il pas mieux examiner s'il ne serait pas possible de la prévenir très-souvent en supprimant la cause du mal, c'est-à-dire en abattant l'animal qui peut communiquer la rage ?

Il est évident que si quelques signes viennent manifester, dès le début, l'existence du *virus rabique* chez l'animal, on prendra contre lui des mesures préventives assez énergiques pour l'empêcher de nuire. La recherche de ces signes est donc le point de vue le plus utile sous lequel on puisse considérer la rage et le but vers lequel doivent tendre les observations des hommes de l'art. Combien d'accidents regrettables auraient pu être évités si des *symptômes caractéristiques* étaient venus dévoiler la maladie avant sa dernière période. Combien d'animaux, — de chiens surtout, — seraient abattus avant l'accès qui leur fait prendre la fuite et qui les rend alors si dangereux, si leur maître savait reconnaître dans certains signes, toujours plus ou moins manifestés, les *symptômes de la rage*.

L'existence de ces symptômes a souvent permis aux médecins vétérinaires de constater la maladie d'une manière certaine, et de prescrire des mesures de précaution. Il suffit, pour s'en convaincre, de parcourir les nombreuses observations pratiques consignées dans les ouvrages de médecine vétérinaire, ou relatées dans les cliniques des écoles.

La connaissance des symptômes de la rage est donc le point capital du sujet. Nous allons essayer de les étudier et de les présenter au lecteur d'une manière assez concise pour que sa mémoire puisse en embrasser l'ensemble sans trop de fatigue. Nous serons aussi sobres que possible dans les citations de faits rapportés par les auteurs, mais nous ne pourrons nous empêcher de leur emprunter quelquefois les exemples les plus frappants et les plus convaincants, quelque désir que nous ayons d'ailleurs d'être bref ; du reste, pour faire comprendre, d'une manière assez claire, le développement et les effets du *virus rabique*, en un mot, pour présenter une étude assez complète des *symptômes de la rage*, il suffit de grouper les faits particuliers observés à chaque période de la maladie, et de les résumer.

Il règne, à l'égard de la rage, une foule de *préjugés* qui peuvent devenir quelquefois dangereux, par suite de la fausse sécurité qu'ils tendent à inspirer. Il importe, avant tout, de les combattre et d'éclairer les esprits sur la valeur de ces idées erronées. Nous le ferons, chaque fois que l'occasion s'en présentera, sachant bien d'ailleurs qu'il est souvent plus difficile de détruire l'erreur que de montrer la vérité.

Ainsi, une opinion assez accréditée dans le public consiste à ne considérer les animaux atteints de rage comme dangereux pour l'homme, qu'au moment où des *signes de fureur* commencent à se manifester. Cette fausse sécurité a été souvent la cause de bien déplorables accidents. Ce joli petit chien ou ce chat dont vous aimez à caresser la soyeuse fourrure peut, au moment où vous le cajolez, excité par vos agaceries, provoquer par une égratignure de sa dent aiguë un mal qui sera désormais sans remède, mais dont vous ne soupçonnez pas la gravité ; et si l'on vous disait que cet animal est enragé, vous seriez même peut-être disposé à vous moquer du prophète de malheur, plongé que vous êtes dans votre trompeuse sécurité, parce que vous n'avez vu aucun signe de fureur chez l'animal. Il est cependant bien certain, ainsi que nous le verrons bientôt, que le chien et le chat peuvent avoir la rage et la communiquer sans montrer cependant aucun signe de fureur.

La conclusion évidente de cela, c'est qu'il ne faut pas accorder trop d'intimité à ces animaux qui partagent si souvent le foyer domestique, ou du moins qu'il faut les surveiller avec attention.

L'HYDROPHOBIE est une fausse désignation de la rage qui consacre encore un préjugé. On se sert cependant bien souvent de cette expression, surtout dans le public lettré, parce qu'on la trouve plus savante, plus élégante et peut-être plus euphonique que le mot vulgaire de *rage*. Elle est même consignée dans quelques recueils scientifiques ; mais jamais appellation plus inexacte et plus dangereuse ne pouvait être appliquée à la maladie qui nous occupe.

Hydrophobie, composé de deux mots grecs (que nous ne déclinons pas aux lecteurs, vu notre peu de prétention à l'hellénisme), signifie horreur de l'eau. Or, si cette expression était admise, comme représentant exactement ce qui se passe pendant la maladie, on pourrait être amené à croire que la rage se manifeste toujours par cette *horreur de l'eau*, et que l'animal n'est pas dangereux tant qu'il boit. Opinion erronée : car nous verrons, au contraire, d'après des observations pratiques, que l'animal, dès le début de la rage, au lieu de manifester cette horreur de l'eau, éprouve une soif ardente.

Voici, à ce sujet, comment s'exprime l'un des médecins vétérinaires les plus distingués de l'École d'Alfort, M. A. Sanson. « Le mot hydrophobie a la prétention de peindre ce que l'on croit généralement être le symptôme essentiel de la rage. Or, rien n'est plus erroné, s'il est vrai qu'arrivé à une certaine période de la maladie, le chien enragé éprouve des accidents de paralysie du côté des muscles du gosier, qui s'opposent à la déglutition de l'eau, il n'est pas moins certain qu'au moment où il est le plus dangereux, c'est-à-dire au début de la maladie, l'animal boit parfaitement et souvent, le plus ordinairement avec avidité. »

Il convient donc d'abandonner cette expression qui ne donne qu'une idée inexacte de la maladie dont il s'agit, et qui peut contribuer à inspirer une dangereuse sécurité. Le possesseur de l'animal se fondant sur le sens général attaché à l'hydrophobie, pourrait être tenté de relâcher sa surveillance à l'égard du malade, parce qu'il l'aurait vu boire, s'il n'était mis en garde contre le préjugé.

LA RAGE EST COMMUNIQUÉE OU SPONTANÉE. — Dans la plupart des cas, la rage est contractée par suite d'inoculation directe, c'est-à-dire communiquée par la morsure d'un animal en proie lui-même à la terrible affection ; mais il peut aussi arriver que la rage se développe spontanément chez certains animaux.

Jusqu'à présent, le développement spontané du *virus rabique* n'a été observé que chez les *carnivores* classés dans les genres *felis* et *canis*. Ces deux genres renferment beaucoup d'animaux avec lesquels nous n'avons, Dieu merci! que peu ou pas du tout de relations, et dont nous devons peu nous inquiéter : tels, le loup, le renard, le lion, le tigre, le léopard, la hyène, le chacal, etc.

Il doit en être tout autrement des deux animaux domestiques qui ont donné leurs noms à ces genres; le chat et le chien, qui sont souvent admis par l'homme dans son intimité la plus complète, doivent être surveillés avec une attention sérieuse et soutenue, les cas de rage spontanée étant assez nombreux chez ces animaux pour que chacun prenne ses précautions.

Les *herbivores* qui nous entourent : le cheval, l'âne, le mulet, le bœuf, le mouton, la chèvre, etc.; les *omnivores*, comme le cochon et les animaux de basse-cour : le lapin, le coq, etc., ne sont susceptibles de contracter cette maladie que par suite d'inoculation directe du *virus rabique* faite par la morsure d'un carnivore du genre *canis* ou *félis* en proie lui-même à la rage, ou par suite d'inoculation expérimentale.

On a souvent cherché à déterminer les causes qui influent sur le développement spontané de la maladie chez le chat et le chien; mais on n'a jamais pu s'accorder. On croyait avoir trouvé un moyen énergique de diminuer le nombre des cas de rage, dans l'application de mesures coercitives, telles que règlements de police sur les chiens errants, impôt sur les chiens de chasse ou de garde, lorsque une discussion récemment engagée à l'Académie royale de Turin est venue en démontrer l'inefficacité. Il s'est même produit à cette occasion une opinion que la statistique seule peut corroborer. On a prétendu que depuis l'application de ces mesures, le nombre des cas de rage avait augmenté. Ce fait, d'après les partisans de cette opinion, pourrait être attribué aux entraves apportées à la liberté naturelle de ces animaux et à la libre satisfaction de leurs instincts; toujours est-il qu'on peut faire remarquer à ceux qui connaissent l'Orient, que la rage est presque inconnue dans les grandes villes turques, à Constantinople, par exemple, où l'on rencontre des nuées de chiens errants, que l'édilité musulmane laisse parfaitement libres et tranquilles. On a voulu attribuer cette immunité au climat, mais il est prouvé que la *rage canine* n'est pas rare dans les pays orientaux. D'où vient donc le privilége de Constantinople, si ce n'est de la grande liberté accordée à ces animaux?

PHYSIONOMIE GÉNÉRALE DU CHIEN ENRAGÉ. — Les médecins vétérinaires et les auteurs qui se sont particulièrement occupés de cette maladie considèrent, tous, ce point comme le plus essentiel à connaître. Ils se sont attachés à déterminer les premières manifestations du mal d'une manière tellement claire et frappante, que chacun pût, sans le secours de l'homme de l'art, reconnaître des symptômes de rage dès le début de l'affection, et bien avant que l'animal ne soit devenu trop dangereux.

On conçoit aisément combien il est important, au point de vue préventif, de mettre le lecteur en mesure de diagnostiquer sûrement l'affreuse maladie, d'après ses premières manifestations. Car, on peut être bien certain que, si quelque indication lui fait reconnaître ou même pressentir l'existence du virus rabique chez l'un de ces animaux, il prendra, en temps opportun, les précautions capables de le rendre inoffensif.

Les *modifications* que la rage apporte à la *physionomie* et à l'*attitude* habituelles du chien, ont souvent fourni aux hommes de l'art des indications suffisantes pour leur faire reconnaître la maladie d'une manière certaine. Ces modifications qui constituent les *symptômes* du début de la maladie ont été dépeintes d'une manière frappante par un auteur vétérinaire anglais, M. William Youatt, dans un livre sur le chien, publié à Londres en 1845 :

« Pendant plusieurs heures consécutives, dit-il, le chien malade se retire dans son panier ou dans sa niche. Il ne montre *aucune disposition à mordre*, et il *obéit* encore, quoique avec lenteur, à la voix qui l'appelle. Il est comme crispé sur lui-même, et sa tête est cachée profondément entre la poitrine et les pattes de devant.

« Bientôt il commence à devenir *inquiet*, il cherche une *nouvelle place* pour se reposer, et ne tarde pas à la quitter pour en chercher une autre ; puis, il retourne à son lit, dans lequel il *s'agite* continuellement, ne pouvant trouver une place qui lui convienne. Du fond de son lit, il jette autour de lui un regard dont l'*expression est étrange. Son attitude est sombre et suspecte. Il va d'un membre de la famille à l'autre,* fixe sur chacun des *yeux irrésolus,* et semble *deman-*

der à tous alternativement un remède au mal qu'il ressent. »

L'auteur anglais parle aussi d'autres *signes* qu'il lui a été permis de remarquer quelquefois chez le chien enragé : ce sont des *hallucinations*, une sorte de délire intermittent qui pourraient être comparés aux idées étranges qui, dans certains moments, assiègent l'homme sous le coup de l'affreuse maladie :

« Il en est ainsi, dit-il, du chien, soit qu'il guette les particules qui flottent dans l'air, ou les insectes qui voltigent autour de lui, ou *les ennemis dont il se croit entouré* de toutes parts; un mot le rappelle à lui en un moment. Dispersés par l'influence magique de la voix de son maître, tous ces objets de terreur disparaissent, et il rampe vers lui avec la même *expression d'attachement* qui lui était particulière dans l'état de santé.

« Alors vient un moment de repos; les yeux se ferment lentement, la tête se penche, les membres de devant semblent se dérober sous le corps, et l'animal est prêt à tomber ; mais tout-à-coup il se redresse. De nouveaux *fantômes* viennent l'assiéger. Il regarde autour de lui avec une *expression sauvage*, happe comme pour saisir un objet à la portée de sa dent, *aboie* et se lance à l'extrémité de sa chaîne, à la rencontre d'un ennemi qui n'existe que dans son imagination. »

M. A. Sanson, juge si compétent en pareille matière, par les nombreuses observations pratiques qu'il lui a été permis de faire dans l'exercice de son art, reconnaît la parfaite exactitude de cette description, et déclare qu'on ne saurait trop s'y arrêter. Il signale notamment « ces signes *d'inquiétude et d'agitation* continuelle qui caractérisent si bien le début de la rage : la disposition du chien malade à *rôder, aller, venir, se lever, se coucher et changer de position* de toutes manières; — il dispose son lit avec ses *pattes*, le refoule avec son *museau*, pour l'amonceler *en tas* sur lequel il semble se complaire à *reposer sa poitrine*; puis, tout-à-coup, il *se redresse et rejette tout loin de lui*. S'il est enfermé, il ne reste pas un seul moment en repos et tourne incessamment dans sa niche. S'il est en liberté, il semble *à la recherche d'un objet perdu*, et *fouille tous les coins avec une ardeur qui ne se fixe nulle part*. Toutes ces particularités , ajoute M. Sanson , sont d'une rigoureuse exactitude. Les faits abondent pour les confirmer. »

Ces premiers symptômes, dont le lecteur comprend déjà toute l'importance , ne sauraient être l'objet d'une trop sérieuse attention, et devraient être toujours présents à la mémoire des possesseurs d'animaux sujets à la rage. C'est à leur négligence ou à leur oubli qu'on peut attribuer la plupart des accidents qui se produisent.

Remarquons bien que dans cette première période de la maladie, le chien ne *cherche pas à mordre ou à fuir* , comme le croient tant de personnes qui ne considèrent cet animal comme réellement dangereux qu'au moment où il prend la fuite, en proie à un accès de rage furieuse. Ce préjugé concernant la fuite du chien enragé est très-répandu dans la campagne surtout ; aussi, il importe beaucoup de le combattre et d'en montrer la fausseté et le danger. Le paysan qui voit son chien doux et soumis , comme à l'ordinaire, rôder autour de la maison et des écuries avec une inquiétude qui lui paraît assurément étrange , se contentera presque toujours de croire l'animal indisposé, et reviendra tranquillement à ses travaux. L'idée de la rage ne lui viendra pas même à l'esprit, surtout s'il y a longtemps que cette maladie n'a pas été signalée dans le pays ; il ne songera même pas à s'entourer de précautions. Encore, s'il appelait l'homme de l'art! Mais à quoi bon? Son chien n'a *aucune velléité de mordre ou de fuir.*

Que nous serions heureux de pouvoir rectifier l'opinion à cet égard !

M. H. Bouley, le savant professeur de l'École d'Alfort, qui, dans sa clinique , a si souvent trouvé l'occasion d'étudier la marche du mal, déclare qu'il a souvent vu des chiens enragés conduits à l'École par des personnes qui ignoraient la nature du mal, rester au milieu des élèves, se laisser toucher et caresser par eux sans leur faire aucun mal.

Le plus souvent, la fuite et la fureur du chien enragé ne sont provoquées que par les excitations extérieures dont il est l'objet. Lorsqu'il y a doute sur la maladie, on le tracasse et on l'excite pour juger de son état mental ; alors , et cela se conçoit aisément, il devient furieux, l'accès atteint son paroxisme et il fuit, semant la terreur sur son passage. Mais si on laissait la pauvre bête tranquille dans sa niche, elle succomberait, comme l'a quelquefois remarqué M. Sanson, sans manifester aucun signe de fureur. Ce fait s'est présenté dans une propriété qui m'appartient : un chien d'un naturel très-doux, auquel le *virus rabique* avait été inoculé par la morsure d'un de ses compagnons, succomba à la paralysie qui termine toujours la maladie, sans donner aucun signe de fureur, après s'être retiré dans sa niche, au pied d'une meule de paille.

Du reste, on conçoit que le caractère habituel du chien doit influer beaucoup sur les premières manifestations de la maladie. Si l'animal est doux et soumis, son *attachement* pour son maître semble même avoir *augmenté*; il devient *affectueux* et il cherche à le manifester par toutes sortes de moyens. S'il est au contraire naturellement irascible, hargneux et méchant, ou s'il a été dressé pour la défense, alors, comme l'a observé l'auteur que nous citerons souvent, M. Sanson, — « son aspect devient vraiment terrifiant, ses yeux étincellent comme deux globes de feu, et leur éclat est celui de la férocité; » mais ce n'est là qu'une rare exception, ces animaux étant généralement dressés à l'obéissance et à la soumission.

DÉPRAVATION DE L'APPÉTIT ET DU GOUT. — SOIF ARDENTE DU CHIEN ENRAGÉ. — Après les signes relatifs à l'habitude générale dont nous venons de nous occuper, la dépravation de l'appétit et du goût est le fait le plus constamment observé chez le chien enragé ! Il arrive bien parfois que l'animal, en proie à une forte excitation des mâchoires, se jette goulûment sur la nourriture qu'on lui présente, mais, en général, il manifeste un *certain dégoût*. Et ce qu'il y a de remarquable, c'est la préférence qu'il accorde souvent aux matières étrangères à son alimentation habituelle. L'autopsie constate, en effet, très-fréquemment, dans l'estomac des chiens morts de la rage, la présence de *matières* tout-à-fait *étrangères* à leur alimentation habituelle : ainsi des morceaux de corde, de cuir, de crin, de vieux linge, de bois, de paille, de charbon, etc.

L'auteur anglais, M. Youatt, prétend même que la dépravation du goût porte quelquefois le chien enragé à dévorer sa propre fiente ; et il considère la production de ce fait comme le signe infaillible de la maladie.

2

Si, à une certaine période de la rage, l'appétit du chien diminue, sa soif, au contraire, augmente sensiblement ; son arrière-bouche devient sèche par suite de l'inflammation qui s'y développe, ou bien, plutôt, par suite de l'introduction de l'air qui y est encore plus précipité par le commencement de paralysie des muscles des mâchoires et de la gorge. Toujours est-il que l'animal éprouve, à ce moment, une *soif ardente et inextinguible* qu'il satisfait le plus souvent avec avidité. Il peut arriver, il est vrai, que *la paralysie*, dont nous venons de parler, soit assez avancée pour rendre toute déglutition, sinon impossible, du moins assez difficile pour l'empêcher d'étancher sa soif ; mais il n'en reste pas moins certain que le chien enragé boit, aussi longtemps qu'il le peut, et qu'il ne manifeste aucune horreur de l'eau, comme pourrait le faire croire le faux préjugé de l'hydrophobie.

Avant de continuer l'examen des symptômes qui se produisent dans un état plus avancé de la maladie, nous croyons devoir insister encore sur l'importance de ceux qui se manifestent dans le début. Leur utilité préventive, que le lecteur apprécie sans doute déjà, a été si souvent démontrée par les faits, que nous ne pouvons résister au désir de citer quelques *anecdotes* empruntées aux praticiens ou aux auteurs vétérinaires, sauf à analyser autant que possible.

Un jeune enfant, rapporte M. Youatt, qui essayait, en jouant, d'enlever à un chien sa pâtée, fut légèrement égratigné par un coup de dent de l'animal. *Huit jours* après, les symptômes de la rage se manifestèrent chez l'animal, la maladie suivit ses périodes, et la mort arriva. L'enfant qui avait été mordu devint, quelques jours après, visiblement en proie aux symptômes de la maladie et y succomba.

Voilà bien, chez le chien, un début qui ne répond guère à l'idée qu'on pourrait se faire de la rage, et qui prouve avec quelle attention on doit observer les moindres manifestations du mal.

Quelque temps après, un chien qui avait vomi du sang coagulé, fut présenté au même vétérinaire par un domestique qui déclara que la nuit précédente l'animal avait arraché un côté de sa niche. M. Youatt reconnut qu'une tuméfaction existait à la gueule, et que quelques dents incisives avaient été arrachées. Ces circonstances, insuffisantes par elles-mêmes, éveillèrent toutefois l'attention du vétérinaire, qui insista pour que l'animal fût laissé chez lui en observation.

Bientôt le chien lui parut s'agiter comme s'il était sur la piste de quelque objet *imaginaire*; il ne voulut *pas manger* mais *il but abondamment*. Frappé de ces symptômes, le vétérinaire fit venir un chirurgien pour donner ses soins à plusieurs personnes qui venaient d'être contaminées par cet animal. Une de ces personnes s'était écorché la main en lui administrant une potion. Le chirurgien doutait encore, parce qu'il venait de voir le chien boire avec avidité. Toutefois, il ne put nier *l'expression égarée des yeux* de l'animal, et il cautérisa aussitôt les blessures. Bien lui en fut pour les blessés, car le doute ne fut bientôt plus permis. Six jours après son arrivée, on entendit l'animal pousser le *hurlement de la rage*, signe infaillible dont nous parlerons plus loin, et il mourut quatre jours après.

Dans ce cas, l'attitude étrange et le délire que l'homme de l'art avait cru remarquer, avaient suffi pour lui faire reconnaître la maladie, fort heureusement assez tôt.

Nous pourrions multiplier les faits remarqués par M. Youatt, mais nous craindrions d'abuser de la patience du lecteur. Aussi allons-nous passer à l'examen de quelques cas remarquables observés par nos compatriotes.

M. Sanson raconte un fait qui emprunte un certain intérêt aux circonstances dont il fut entouré et qui frappa beaucoup M. le professeur H. Bouley, qui débutait dans la carrière.

Un jour, M. Bouley fut appelé à Paris par le comte Demidoff, rue St-Dominique, pour examiner un épagneul qui avait une plaie vive et saignante à l'origine de la queue. On lui dit que la plaie n'avait apparu que depuis quelques heures; l'animal était d'ailleurs *très-gai en apparence, obéissait à la voix qui l'appelait et venait docilement en agitant la queue;* l'homme de l'art ne put reconnaître là le début de la rage et crut que la plaie n'était qu'une dartre vive à laquelle les chiens sont assez sujets: il ordonna un traitement approprié et recommanda, pour motif de propreté, de ne pas laisser coucher l'épagneul sur le lit de son maître, comme il en avait l'habitude.

Le chien coucha sur le palier de l'escalier ; mais pendant la nuit il se rongea la queue, qui fut trouvée le lendemain matin complètement détachée du tronc.

Etonné et dégoûté, M. Demidoff ordonna machinalement à un domestique de mettre un collier à son chien et de le conduire en laisse à Alfort. Le chien fit ce long trajet, suivant docilement le domestique qui le conduisait, ne montrant aucun signe d'excitation au milieu de l'encombrement de passants, de chevaux et de voitures ; mais arrivé à Alfort, cet animal, avec sa *gueule bleuâtre* et son *œil égaré*, avait une physionomie trop caractéristique pour qu'on ne reconnût pas aussitôt la maladie. On le conduisit au chenil où, excité par les aboiements et les hurlements des autres chiens, il ne tarda pas à avoir un accès de rage furieuse. Deux jours après, il était mort.

Ce fait est assurément un des plus curieux qu'on ait constatés ! Il est très-remarquable de voir un chien qui, la nuit précédente avait couché sur le lit de son maître, porter à ce point, sur son propre corps, sa tendance à mordre, plutôt que d'attaquer les personnes qui l'entouraient ; on ne peut l'expliquer qu'en admettant avec MM. Youatt, Bouley et Sanson, que ce n'est que le résultat d'un haut degré de développement des facultés affectives chez un animal très-affectueux et très-soumis.

M. Pierquin cite le fait suivant digne de remarque à un autre point de vue.

« Une dame qui faisait coucher un levrier sur son lit, s'aperçut un matin que ce chien en avait déchiré la couverture. Le même jour, elle le vit *boire plus souvent et plus abondamment qu'à son ordinaire*, bien qu'il eût *peu mangé* ; inquiétée par ce changement d'habitude, la dame consulta un vétérinaire qui ne trouva dans l'état de l'animal rien de bien inquiétant ; le lendemain, c'était le 26 décembre, elle fut mordue au bout du doigt par le levrier, au moment où elle lui offrait sa nourriture. Le 27, le chien mourut sans avoir cessé de boire très-abondamment jusqu'à la fin.

La dame, qui d'abord n'avait attaché aucune importance a sa blessure, éprouva un premier accès de rage le 4 février suivant, 40 jours après la blessure, et succomba le 7.

On voit par ce fait quel malheur aurait pu être évité si le

vétérinaire avait moins négligé les deux signes qui avaient été remarqués par la dame, et qui constituaient des symptômes de rage : la *soif ardente* et la *dépravation de l'appétit*.

M. Duluc, vétérinaire à Bordeaux, a consigné des détails très-curieux sur deux cas de rage que nous devons relater aussi brièvement que possible.

Un jour, M. Duluc fut appelé pour voir une chienne qui venait de rentrer couverte de boue, après avoir couru pendant vingt-quatre heures en se jetant sur les animaux de son espèce qu'elle avait rencontrés, sans pouvoir les mordre toutefois, car on avait eu l'heureuse prévoyance de lui mettre une muselière. *Elle obéissait avec docilité à la voix de son maître*, et ne cherchait à faire aucun mal à un petit chien de deux mois qu'elle nourrissait : elle se contentait de le rejeter avec ses pattes, mais sans morsures ; son regard devenait parfois *fixe* et *inquiet*, sa queue restait immobile, serrée entre les jambes, sans jamais s'agiter en signe de joie, comme celle des chiens en santé.

Depuis quelques jours, cette chienne *mangeait moins*, mais elle *buvait autant que de coutume*; son maître la voyant toujours soumise lui ôta la muselière le lendemain matin, et lui présenta à boire, elle lapa longtemps et *but avec une sorte d'avidité* ; rassuré par là, du côté de la prétendue hydrophobie, le maître crut pouvoir la détacher et la laisser courir librement dans le jardin ; mais aussitôt qu'elle fut en liberté, elle se lança à toute vitesse en faisant entendre des aboiements entremêlés de *hurlements* dont le timbre et la modulation avaient quelque chose d'étrange.

Intimidé par ces signes inusités, le maître se hâta de rappeler la chienne qui obéit encore avec une certaine hésitation il est vrai, et la remit à l'attache. A peine y était-elle qu'elle se précipita sur une jument qu'un domestique avait amenée trop près d'elle, et la mordit fortement. Le doute n'étant dès-lors plus permis, la chienne et son petit furent abattus. Quant à la jument, quoique sa blessure eût été profondément cautérisée trois heures après la morsure, elle devint enragée le vingt-cinquième jour.

Une autre fois, M. Duluc fut appelé pour visiter un chien anglais de petite race, qui avait mordu une femme *deux jours* auparavant, et qui, le matin même, s'était jeté sur plusieurs chiens. Cette bête , d'une nature douce et caressante , était attachée par un lien fragile dans une chambre où jouaient deux enfants, et reposait sur une chaise lorsque le vétérinaire entra. « Aussitôt, dit M. Duluc, le chien dirigea vers moi un regard étrange, *indéfinissable, exprimant tout à la fois la tristesse et la fureur*, et le tint fixé sur moi durant près de dix minutes ; puis il détourna la tête, ses paupières s'abaissèrent, et il parut comme endormi. »

Peu après, la tête l'emportant, l'animal tomba sur le plancher où il se pelotonna ; mais presque aussitôt il sembla se réveiller, ouvrit les yeux , et se précipita plusieurs fois de suite contre le mur. Sa maîtresse dit qu'il chassait les mouches. On le remit sur sa chaise ; presque aussitôt il s'affaissa et se laissa de nouveau rouler sur le plancher. Dans l'espace d'une demi-heure, le même fait se reproduisit huit fois, et toujours le chien , après cette espèce de léthargie , *sautait contre le mur* comme s'il voulait saisir une proie.

M. Duluc, frappé de ces symptômes, mais ne voulant conserver aucun doute, fit venir un autre chien , dont la vue détermina un accès non douteux ; l'animal malade fit entendre alors le hurlement de la rage et fut aussitôt abattu.

Nous pourrions emprunter encore beaucoup d'autres faits aux auteurs ou aux praticiens , mais nous pensons que l'attention du lecteur est assez fixée sur les caractères du début de la rage et sur l'importance de ses premières manifestations. Nous voulons, toutefois , lui donner une preuve de l'utilité pratique de ces signes , même pour les personnes étrangères à la science vétérinaire, par la citation d'un fait personnel.

Un jour de l'an dernier, j'arrivais dans l'une de mes propriétés, et j'étais à peine descendu de voiture, lorsque je vis venir à moi, comme pour me caresser , le chien de garde qui m'était très-attaché. Cet animal , tout en témoignant sa soumission , me regardait cependant avec des yeux qui avaient quelque chose *d'étrange et d'indéfinissable*. Ce regard me frappa et produisit sur moi un effet dont je ne pouvais me rendre compte. Quelques instants après, je vis cet animal *aller, venir, rôder* autour de l'habitation du métayer , puis entrer dans sa niche, se coucher et se lever presque aussitôt avec une *inquiétude* qui ne me parut pas naturelle.

Mes soupçons furent dès-lors éveillés, et j'ordonnai que le chien fût mis à la chaîne. La femme du métayer me dit alors qu'à la vérité le chien ne lui paraissait pas bien portant, mais que j'avais bien tort de le croire attaqué de la rage, prétendant qu'il y avait fort longtemps qu'on n'avait pas vu de chien enragé. Quand je lui dis que la rage pouvait se déclarer *spontanément*, la brave femme faillit me rire au nez. Quoi qu'il en soit, dit-elle, mon chien n'est pas enragé, car ce matin, à l'heure de notre dîner, il a *parfaitement bu, et peut-être même plus que de coutume*, quoiqu'il *eût peu mangé*. J'insistai cependant, et le chien fut attaché.

Trois ou quatre jours après, quand je revins à la campagne, la femme qui avait été si incrédule me parut assez effrayée , et me dit que j'avais été bien inspiré de faire attacher le chien, parce que toute la nuit il n'avait fait que *sauter dans sa niche en hurlant d'une façon singulière*. Quand je le vis, il paraissait un peu plus calme et fatigué, mais son regard *était terrifiant*. Dans ce moment , une paire de bœufs qui revenait du travail passa devant la niche. Le chien , excité par la vue des animaux, ou peut-être par celle de l'aiguillon que le bouvier tenait à la main , s'*élança* comme s'il eût voulu les mordre. Tous les assistants furent bien dès-lors convaincus que le chien, s'il n'était pas encore enragé, allait bientôt le devenir (c'était leur expression) , et il. fut abattu. On voit les malheurs que la dent de cet animal aurait pu causer, si des manifestations qui me parurent caractéristiques ne m'avaient pas fait prendre des mesures préventives.

ANGINE RABIQUE. — Revenons à l'examen d'autres symptômes. La même cause qui produit chez le chien enragé la soif ardente dont nous avons parlé, doit aussi produire, du côté de l'arrière-gorge , une certaine douleur , ou tout au moins de la gêne, car, dans ce moment, on voit souvent l'animal passer violemment ses pattes autour de la tête et du cou, comme s'il voulait se débarrasser d'un os ou de tout autre corps étranger qui y serait arrêté. Ce signe doit être observé avec une sérieuse attention. On comprend, en effet, le danger que courrait l'homme de l'art qui , méconnaissant la cause qui le produit, croirait, soit à une inflammation ordinaire, soit à une obstruction , et chercherait à ouvrir la

gueule de l'animal pour examiner l'état du gosier ou pour re-
tirer le corps étranger.

Ce symptôme, qu'on nomme angine rabique, présente, il
est vrai, des différences avec le cas d'obstruction du gosier
par un os ou tout autre corps. Lorsqu'il y a obstruction, remarque M. Youatt, les frottements des pattes sont plus énergiques et indiscontinus ; la gueule demeure ouverte tant que
le corps obstruant n'a pas été enlevé, tandis que dans le cas
de rage ou même de simple inflammation, le phénomène subit
de fréquentes intermittences, pendant lesquelles la gueule demeure close et les pattes en repos. Toujours est-il qu'il est difficile de distinguer l'angine rabique d'une simple inflammation.

Il faut donc être très-prudent quand ces phénomènes se
présentent ; aussi les hommes de l'art ne doivent-ils céder
qu'avec d'extrêmes précautions aux instances des possesseurs
d'animaux qui se trouvent dans ce cas. — C'est à l'oubli de
ces précautions que doit être attribué le fatal accident, rapporté par M. Sanson, dont fut victime, il y a quelques an-
nées, l'un de ses confrères, M. Nicolin, de Lons-le-Saulnier.
Appelé pour soigner une petite chienne qui paraissait avoir
le siége de son mal à la gorge, ce vétérinaire crut devoir
ouvrir la gueule de l'animal pour voir s'il n'y avait pas obstruction, comme on le croyait autour de lui, ou simplement
inflammation comme il le supposait. Pendant l'opération, le
virus rabique lui fut inoculé par une égratignure, à laquelle
il ne fit d'abord aucune attention, et il mourut peu de jours
après en proie à la terrible maladie.

BAVE DU CHIEN ENRAGÉ. — Vers la fin de la maladie,
lorsque les muscles de l'arrière-bouche se trouvent dans un
état assez avancé de paralysie, la déglutition, comme nous le
savons déjà, devient souvent très-difficile pour le chien enragé. Alors si la secrétion de la salive continue encore, le
liquide salivaire qui ne peut plus être avalé s'échappe tout
naturellement par la bouche sous forme de bave filante. Mais
ce signe, qui mérite assurément l'attention, ne saurait être
considéré comme appartenant exclusivement à la rage. On
voit en effet, chez les chiens les mieux portants, de la salive
filante ou écumeuse s'échapper, presque constamment, en
plus ou moins grande abondance, par les commissures des

lèvres ; de même aussi il peut très-bien arriver que la rage soit manifestée par d'autres symptômes, sans que cette bave apparaisse.

Lorsqu'elle apparaît, cette bave peut bien être un indice qui nous porte à observer plus attentivement ; mais par elle-même elle ne doit pas constituer un signe certain comme ceux que nous avons examinés déjà.

On voit par là combien est faux le préjugé si répandu, sur-tout dans la campagne, qui consiste à se représenter le chien enragé avec la gueule pleine d'une *bave écumante* s'échap-pant en abondance, et à ne le considérer comme réellement dangereux qu'au moment où elle se manifeste.

HURLEMENT DE LA RAGE. — Les auteurs et les méde-cins vétérinaires considèrent tous ce signe comme absolument caractéristique de la rage, et comme infaillible lorsqu'il s'est manifesté clairement ; il est, par conséquent, bien important de le déterminer aussi exactement que possible.

La rage modifie tout à la fois le timbre et les modulations ordinaires de la voix du chien et leur donne un caractère particulier, qui permet de reconnaître la maladie chez l'ani-mal, à sa seule audition, même à une certaine distance.

L'aboiement du chien bien portant est généralement sonore et continu, et n'est guère mêlé de hurlements, il aboie ou il hurle lorsqu'il est soumis à une vive contrariété. — Sous le coup de la rage, au contraire, sa voix a quelque chose de *rauque* et de *félé*, qu'on pourrait comparer au chant du coq, ce qui a fait dire à quelques vétérinaires que le chien enragé a la *voix du coq*.

A cette première modification vient s'en ajouter une autre bien plus caractéristique, qui constitue le *hurlement rabique*; elle est ainsi décrite par l'auteur anglais si souvent cité : «Lorsqu'il le fait entendre, l'animal est le plus ordi-nairement debout, quelquefois assis, le museau porté en l'air; il commence par un *aboiement ordinaire qui se termine* tout-à-coup et d'une manière tout-à-fait singulière, *en un hurlement à cinq, six ou huit tons plus élevés que le com-mencement*.

«On entend quelquefois les chiens hurler ; mais, dans le cas de rage, le son produit est *un aboiement parfait, auquel succède tout-à-coup, brusquement, un hurlement prolongé*.»

Ainsi, pour employer une comparaison musicale, si l'aboiement est représenté par l'*ut*, ayant la valeur d'une noire ou d'*un temps*, le hurlement sera représenté par les notes *la*, *si*, *ut* de la même portée ayant la valeur d'une ronde ou de *quatre temps*. Du reste, l'importance consiste beaucoup plus dans la différence de ton que dans sa durée.

Le hurlement rabique nous a déjà apparu dans quelques faits que nous avons cités, mais aucun n'est plus concluant que celui dont fut témoin M. Sanson pendant qu'il étudiait à Alfort.

Il est ainsi raconté par son professeur M. H. Bouley :

Il y a quelques jours, un dimanche, deux élèves, en rentrant à l'École à neuf heures du soir, entendirent le hurlement de la rage, poussé par un chien de garde dans une maison voisine ; ils s'empressèrent de prévenir le propriétaire du danger qui le menaçait. Le chien, heureusement, était encore à l'attache, et y fut maintenu toute la nuit ; le lendemain on le conduisit à l'École, où il fut reconnu enragé, au grand étonnement de son maître, qui ne pouvait croire que cet animal si *docile encore, si caressant et qui lui obéissait comme en santé*, était atteint d'une aussi redoutable maladie.

«La présence d'esprit de ces élèves a prévenu, sans doute, de bien grands malheurs ; car, sans leur intervention, ce chien de haute taille aurait été lâché, se serait échappé peut-être, et aurait pu causer dans le pays les accidents les plus terribles. »

M. Sanson vit mourir l'animal, qui montra tous les symptômes successifs de la rage.

On ne saurait donc attacher une trop grande importance à un signe aussi infaillible et qui, d'ailleurs, peut être souvent le seul qui vient dévoiler le mal, comme cela est arrivé dans le cas rapporté.

RAGE MUE OU MUETTE. — Cette variété de rage est ainsi nommée parce que, dès le début, elle est caractérisée par la paralysie presque complète des muscles de l'arrière-gorge et du larynx qui s'oppose à toute émission de voix.

La rage mue donne au chien qui en est atteint *une attitude sombre et suspecte et un air inquiet et abattu* qui doivent toujours inspirer la méfiance, d'autant qu'on n'a pas dans ce cas la ressource infaillible du hurlement rabique, et que cet embarras peut facilement être pris pour une simple angine ou pour une obstruction du gosier.

Cette variété de rage, à cause de la paralysie précoce qu'elle occasionne dans les mâchoires, rend peut-être moins dangereux pour l'homme le chien qui la subit. Il faut cependant bien se garder d'exciter l'animal; car il pourrait se faire que, sous l'empire d'un accès furieux, un vigoureux effort lui permît momentanément de se servir de ses dents; et alors on comprend tout le danger que courrait l'imprudent agresseur.

TERMINAISON DE LA RAGE. — On se figure assez généralement que le chien enragé, en proie aux derniers accès, prend toujours la fuite dans un état d'exaspération furieuse. Nous avons déjà parlé de ce préjugé, et nous n'avons qu'à répéter ici ce que nous avons dit plus haut : c'est que les causes d'excitation extérieure influent beaucoup sur les phénomènes que présente l'animal enragé avant de mourir. Si l'animal est enfermé et laissé en repos, des signes de paralysie commencent d'abord à se montrer dans le train postérieur ; ils envahissent ensuite la poitrine et la gorge jusqu'à ce que l'asphyxie arrive. Mais si l'animal est en liberté et qu'il soit excité, comme cela arrive presque toujours, par une cause quelconque, on le voit alors prendre la fuite et parcourir les chemins : il a la démarche chancelante, la queue pendante entre les jambes, le plus souvent la gueule ouverte et la langue pendante et bleuâtre ; s'il montre dans cet état une bave filante ou écumeuse, c'est, comme nous le savons, par suite de la paralysie très-avancée des muscles de l'arrière-bouche qui ne lui permet plus de déglutir la salive.

Il ne faut pas croire, toutefois, que ce degré de paralysie, quelque avancé qu'il soit, puisse rendre le chien inoffensif. Malheur au contraire à qui l'irrite en l'attaquant, car si l'animal n'est pas tué sur le coup, ou très-grièvement blessé, son excitabilité cérébrale suffira pour le pousser sur l'agresseur, qui peut devenir victime de blessures mortelles : la prudence conseille donc, au lieu d'exciter encore les animaux enragés, de les laisser mourir en paix, victimes de la paralysie générale qui, un peu plus tôt un peu plus tard, fera facilement son œuvre.

Mais quelle est la *durée de la maladie?* La réponse à cette question ne peut pas être générale et certaine pour tous les cas, sa solution dépendant, pour chaque fait de rage, des circonstances particulières et des causes extérieures qui ont pu agir d'une manière plus ou moins directe sur l'état du malade : ce qu'on peut affirmer, c'est que plus les moyens d'excitation seront nombreux et violents, et plus tôt aussi se manifesteront les accès et les premiers signes de paralysie. Mais lorsque la paralysie apparaît, c'est ordinairement trois ou quatre jours après, ainsi que l'ont fréquemment remarqué les hommes de l'art, que la maladie se termine fatalement.

RAGE DU CHAT. — Jusqu'ici nous avons cherché, à l'aide des observations pratiques des auteurs vétérinaires, à déterminer succinctement les symptômes et les manifestations de la rage, en nous occupant presque exclusivement du chien, qui est le compagnon le plus habituel de l'homme. Nous avons cependant presque toujours à notre foyer un autre hôte dont nous aimons à caresser la soyeuse fourrure, et qui sert souvent de jouet à nos enfants : le chat, qui peut aussi nous exposer à de cruels accidents du fait de la rage, à laquelle il est très-sujet ; il peut donc paraître utile de considérer la maladie chez cet individu, mais toutefois aussi brièvement que possible, vu la grande analogie qui existe entre les manifestations qu'elle présente et celles que nous connaissons déjà à l'égard du chien.

Au fond, la maladie se développe chez ces deux animaux presque avec les mêmes signes caractéristiques, modifiés, comme on doit nécessairement le comprendre, dans plusieurs de leurs manifestations extérieures, par les différences d'habitudes des deux genres.

Comme le chien, dès le début de la rage, le chat manifeste une *inquiétude* et une *agitation* qui sont d'autant plus frappantes chez, lui que sa manière d'être habituelle pourrait être prise comme type de nonchalance et de paresse égoïste, On sait avec quel air de béatitude messire Rodillard sait jouir du farniente, au coin d'un bon feu, en attendant le doux instant où il pourra savourer les débris de la table du maître. Les habitudes bien connues qui donnent à cet animal une physionomie et une attitude si calmes, sont bien propres à faire ressortir le contraste si carastéristique de l'aspect *sombre et suspect, quelquefois farouche,* que lui donne la rage. Il en est de même de la *dépravation du goût et de l'appétit, de l'exagération de la soif,* symptômes qu'il éprouve et qu'il manifeste aussi.

Nous savons que le chien fait entendre quelquefois un hurlement qui est tout-à-fait caractéristique de la maladie. Rien d'aussi concluant n'a été remarqué dans le miaulement du chat ; mais on a observé qu'à une certaine période de la maladie, sa voix devient *rauque et voilée*, et prend un ton *sombre et sinistre,* qui la rend alors assez semblable au miaulement qu'il fait entendre dans la saison de ses amours.

Le chien bien portant a une tendance très-marquée à mordre ; aussi n'est-il pas étonnant que, sous l'empire de la rage, il manifeste cette tendance d'une manière qui est toujours en rapport avec son degré d'excitation. Le chat, au contraire, cherche peu à mordre, et se sert bien plutôt de ses griffes pour attaquer ou pour se défendre ; en général, lorsqu'il montre les dents, c'est plutôt comme signe de colère que comme désir de s'en servir. Sous le coup de la rage, son habitude est modifiée, car il montre alors, et ceci est très-caractéristique, *une grande tendance à mordre.* Il est donc prudent de se méfier de tout chat qui montre quelque velléité de se servir de sa dent, surtout s'il n'est pas attaqué.

Pour conclure à l'égard de cet animal, l'opinion de M. Sanson est que « la prudence la plus élémentaire commande d'admettre que tout changement, tout faible qu'il soit, dans sa manière d'être normale, doit être considéré comme pouvant être un signe de rage. »

Ces notions, que nous venons d'essayer de mettre en relief, en nous appuyant sur la science et sur la pratique des vétérinaires, auront atteint leur but si elles ont pu inspirer à tout possesseur de l'un de ces animaux susceptibles de contracter la rage, la résolution de ne plus leur accorder une si grande intimité, ou si elles l'ont rendu capable de reconnaître et de conjurer le danger lorsqu'il en est temps encore.

Nous ne voudrions certes pas être accusés de prêcher une croisade contre des animaux que nous n'avons jamais aimés, il est vrai, mais dont nous sommes les premiers à reconnaître l'agrément ou l'utilité. Nous savons que le chat rend de nombreux services, dans nos maisons , par la guerre incessante qu'il fait aux rongeurs si importuns. Nous n'ignorons pas non plus que le chien, indépendamment du concours utile qu'il prête aux chasseurs, est encore le plus fidèle gardien de nos habitations. Mais, nous le répétons. en utilisant leurs services, nous devrions toujours être animés à leur égard d'une certaine méfiance.

PRÉSERVATIFS DE LA RAGE. — La science médicale a été jusqu'à présent impuissante à combattre cette affreuse maladie et à la guérir une fois qu'elle est développée. L'expérience, de son côté, est venue, trop souvent, hélas! démontrer l'inefficacité des prétendus spécifiques dont quelques personnes prétendent avoir le secret. On pourrait par conséquent être surpris du crédit dont jouissent encore certaines préparations empiriques auprès de beaucoup de gens, si l'on ne savait combien est grande la puissance du préjugé , et combien la crédulité publique s'y prête facilement. Ce crédit, il est vrai, paraît quelquefois fondé sur des coïncidences qui, au premier abord, semblent inexplicables, et par cela même frappent encore plus l'imagination du public. Aussi rencontre-t-on encore des gens , parfois même instruits, qui ont presque confiance dans ces prétendus antirabiques , ou qui , dans tous les cas, ne savent trop qu'en penser. Ils citent, à l'appui de leurs doutes, des faits qu'ils connaissent, disent-ils, ou qu'on leur a rapportés ; on lit ou on entend quelquefois dire, par exemple , qu'un chien enragé a mordu , dans tel pays, plusieurs personnes , dont les unes sont mortes de la rage, tandis que les autres, qui ont eu recours à certains remèdes secrets, sont parfaitement bien portantes. Ces faits , en les supposant vrais, mais toujours prétendus inexplicables, trouveraient bien souvent leur explication dans l'examen minutieux des circonstances particulières à chaque cas. Car , pour qu'il y ait rage, il faut évidemment qu'il y ait absorption du virus ; donc, si la morsure a été faite de telle manière ou avec si peu de gravité que l'inoculation même n'ait pas eu lieu, il est bien certain que la maladie ne se développera pas sans germe, quel que soit d'ailleurs l'état de l'imagination. L'excitation cérébrale peut bien provoquer , chez l'homme , d'autres affections et créer des monomanies terribles , mais qui, dans tous les cas, ne seront pas incurables et fatales comme la rage.

Quoi qu'il en soit de tous ces prétendus spécifiques, toujours est-il que la créance qu'on leur accorde souvent produit le plus désastreux effet, en ce qu'elle engendre une fausse sécurité, et par cela même fait perdre un temps précieux, en différant l'emploi du seul moyen qui offre des chances positives de succès : la *cautérisation au fer chaud*. Encore faut-il, pour prévenir l'effet de l'inoculation du virus rabique, que cette cautérisation, indépendamment de sa promptitude, soit assez profonde et assez énergique pour détruire les parties contaminées, et empêcher par là l'absorption du virus. Le temps nécessaire à cette absorption n'est pas bien déterminé et peut dépendre d'une foule de circonstances; mais il est, dans tous les cas, très-court, ainsi que l'ont démontré une foule d'expériences.

Ce moyen est énergiquement recommandé par la circulaire ministérielle, que nous avons mentionnée en commençant, et dont nous ne pouvons nous empêcher de citer les termes en finissant. Voici comment s'exprime Son Exc. M. E. Rouher :

« Il résulte d'un consciencieux et savant rapport fait au comité consultatif d'hygiène publique, par M. le docteur Ambroise Tardieu, et adopté par ce comité dans sa séance du 24 octobre dernier, que....,... cette étude (de la rage) a déjà produit plus d'un enseignement, et devient chaque jour plus féconde : qu'elle est de nature, enfin, à rassurer les esprits en montrant que les victimes de cette cruelle maladie sont beaucoup moins nombreuses qu'on ne le suppose généralement, et que si la science n'a encore aucun moyen de combattre le mal, lorsqu'il a fait explosion, elle a le pouvoir de le prévenir. L'honorable rapporteur déclare, avec une profonde conviction, qu'il faut se hâter de recourir, sans aucun délai, à la cautérisation, et ne pas donner un temps précieux aux promesses mensongères du plus grossier empirisme. Il ajoute qu'on ne saurait répéter avec trop d'insistance que les caustiques les plus énergiques sont souvent impuissants à prévenir le développement de la rage, que le seul refuge contre ce mal redoutable est la cautérisation immédiate avec le fer rouge, et que tout autre moyen compromet le succès par la perte irréparable des seuls moments où le traitement préventif soit applicable. L'administration ne saurait donc réprimer avec trop de vigueur l'intervention des personnes étrangères à l'art médical en semblables circonstances. »

Les termes si clairs et si précis de cette circulaire ne laissent plus rien à ajouter et devraient, ce nous semble, détruire désormais tous les doutes et toutes les hésitations en face du malheureux accident.

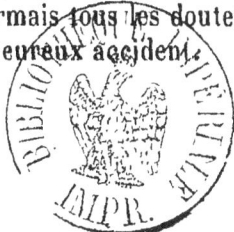

E. WALLON.

Montauban, Imp. Forestié Neveu, rue du Vieux-Palais, 25.

www.ingramcontent.com/pod-product-compliance
Lightning Source LLC
Chambersburg PA
CBHW070158200326
41520CB00018B/5454